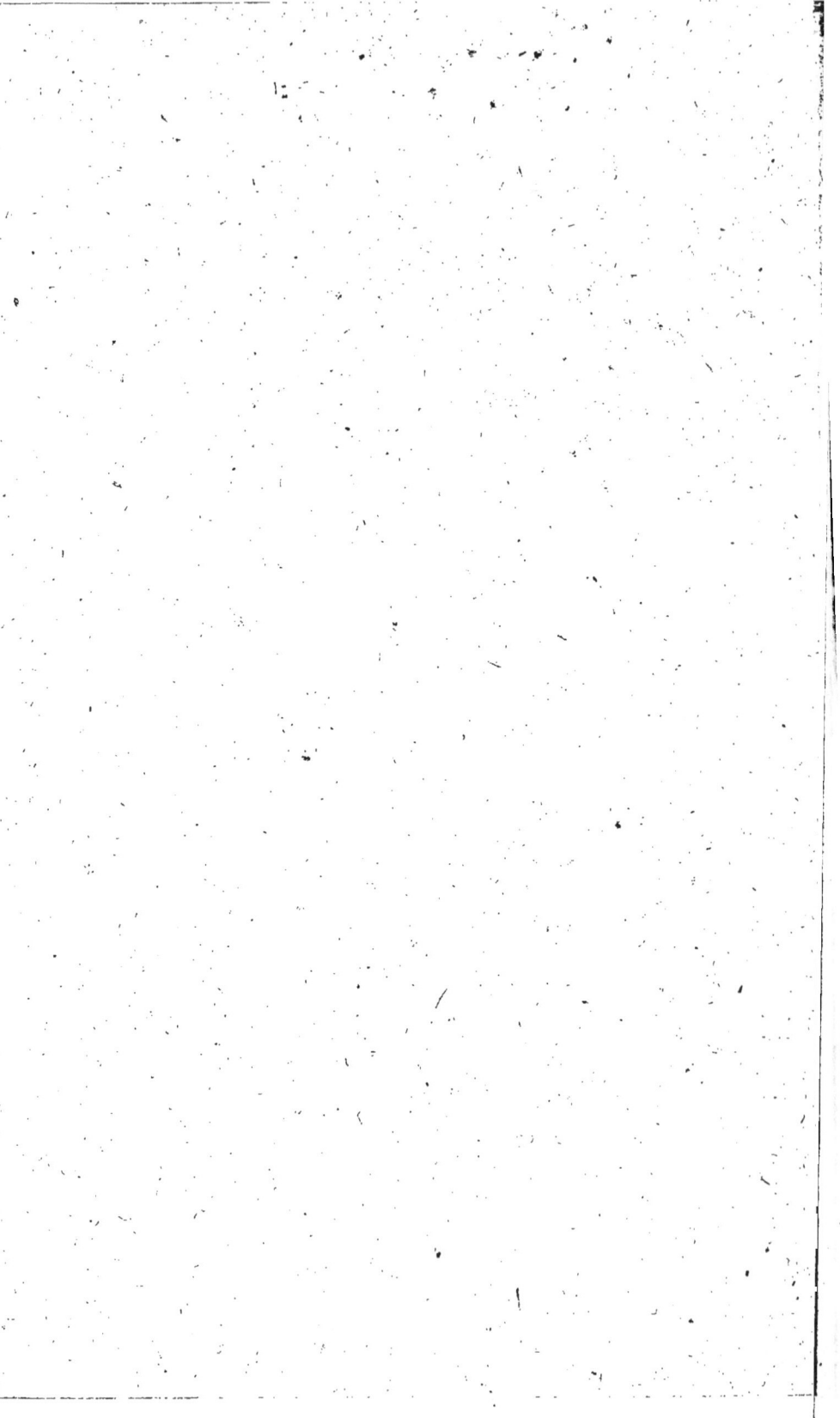

EXTRAIT DU RAPPORT

DU

CONSEIL-EXÉCUTIF

AU

GRAND-CONSEIL

SUR

L'ADMINISTRATION DE L'ÉTAT

pendant l'année 1843.

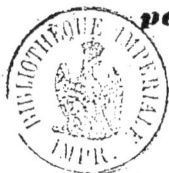

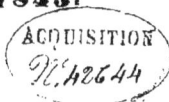

AFFAIRES SANITAIRES.

DELÉMONT,
IMPRIMERIE ET LITHOGRAPHIE DE VICTOR MICHEL.

1844.

Organisation des affaires médicales.

Quoiqu'il soit fort à désirer que nous ayons une nouvelle ordonnance médicale, les difficultés qui en empêchent la publication sont si nombreuses qu'on ne peut se mettre que lentement à l'œuvre et qu'on est obligé de se contenter de pourvoir aux besoins les plus pressans par des règlemens et ordonnances spéciales réclamées soit par la commission soit par d'autres autorités.

Les principaux objets discutés à cette fin par la commission de santé sont : un projet d'ordonnance sur les maisons d'aliénés privées et un autre sur la vente despoisons ; en outre un règlement sur les examens publics des médecins et chirurgiens, un projet de loi sur l'exercice illégal de l'art de guérir, enfin une ordonnance contre la manie de tourmenter les animanx.

Police médicale.

La commission de santé s'est de nouveau vue, cette année, dans la nécessité de déployer plus d'une fois des mesures de rigueur contre la vente illégale de médicamens et contre les empiriques qui se permettaient de traiter des maladies graves. Il s'est même présenté un cas de décès provoqué, suivant toute apparence, par un traitement diamétralement contraire aux règles de l'art. Il est surprenant de voir le peu de confiance qu'inspire la science : ce qui le prouve, c'est que plusieurs citoyens et préposés d'une commune ont adressé au grand-conseil une pétition tendante à faire autoriser les personnes non-patentées et par conséquent les empiriques et les bousilleurs à exercer la médecine. Une visite domiciliaire faite

ensuite de diverses plaintes chez l'un des charlatans les plus
en renom, amena la confiscation d'un matériel renfermant
diverses drogues dangereuses, et donna lieu à des poursuites
judiciaires contre cet individu. Peu de temps après, plus de
quarante personnes, évidemment encouragées par des fonc-
tionnaires, prièrent la commission de santé d'autoriser cet
individu à se livrer à l'exercice de la médecine. La commission, incompétente pour accéder à une pareille demande, y
était d'ailleurs d'autant moins disposée qu'elle savait que ce
personnage avait entrepris plusieurs cures malheureuses,
qu'on s'était bien gardé d'ébruiter avec autant de fracas que
celles dont l'issue heureuse n'était due qu'au hasard.

La commission de santé a aussi soumis à l'autorité supé-
rieure des préavis étendus sur un projet d'ordonnance élaboré
par la section de police et réglant l'exercice de la profession
de boucher et la vente de la viande, ainsi que sur la fondation
projetée d'un hospice d'aliénés, dont elle a discuté la nécessité,
le mode de construction, l'emplacement, l'extension et les frais.

Quant au collége de santé, dans 28 séances, il a élaboré
les rapports dont suit l'énumération :

10 concernant des enfans nouveau-nés trouvés morts.
7 » des blessures.
3 » des empoisonnemens.
2 » des blessures causées par des armes à feu.
3 » des mauvais traitemens.
1 » un pendu.
1 » un noyé.
1 » une apoplexie.
1 » une non-déclaration de grossesse.
1 » un travail défectueux
1 » des objets de médecine.
1 » des effets d'habillement.
1 » une modération de frais.
___
33 rapports.

Il a été subi les examens publics suivans :

Médecine et chirurgie , IIe classe 4

 »   »   »   Ire classe 2

Médecine , Ire classe 1

Par un aspirant dentiste 1

        Total 8

  Examens de pharmacie 1

  De médecine vétérinaire 2

  De sages-femmes 4

Il a été délivré des patentes :

De médecin et chirurgien de Ire classe 2

 »   »   IIe classe 2

De dentiste 1

D'artiste vétérinaire 6

De pharmacien 1

De sage-femme 18

      Total 30

Le débit illicite de médicamens a donné lieu à des récla-
mations de la part de pharmaciens patentés, qui ont allégué
que cette infraction aux lois les privait de leurs moyens d'exis-
tance ; cette plainte est d'autant plus fondée que les médecins
de campagne et ceux des petites villes ont leurs pharmacies
particulières. On n'a donc pas sujet d'être surpris si ces pharmaciens sortent de la sphère que leur assigne la loi, et si, pour
subvenir à leur existence, ils se permettent de débiter des médicamens qui ne peuvent être vendus que sur l'ordonnance du
médecin : car celui qui a des obligations peut bien exiger qu'on
fasse respecter ses droits. Aussi, dans les parties du canton où
ces plaintes étaient le plus fréquentes, la commission de santé
fit-elle procéder à une inspection des pharmacies domestiques
et publiques, inspection dont le résultat fut tantôt satisfaisant
tantôt défavorable ; on prit ensuite des mesures pour prévenir
les abus que commettent les pharmacopoles dans la vente de
remèdes si dangereux entre leurs mains; on en traduisit quel-
ques-uns devant le juge, et l'on donna aux propriétaires de
pharmacies domestiques et publiques les instructions qui pa-
rurent nécessaires suivant l'exigence des cas.

Une amélioration que l'on doit envisager comme fort importante dans cette branche, surtout par les obstacles qu'elle oppose aux progrès de l'empirisme, c'est la création de traitemens fixes notamment dans les contrées isolées.

Cette année, on en a créé un pour le district de Schwarzenbourg et pour les communes de Buchholterberg et de Wachseldorn. Il est possible néanmoins que l'on ne parviendra à assurer l'entier exercice de la police sanitaire, et à faire fleurir la profession médicale dans l'intérêt des malades, qu'en établissant des médecins dans toute l'étendue du canton.

Mesures contre les maladies contagieuses de l'homme.

1. Petite vérole.

Au printemps 1843 la petite vérole éclata subitement dans la commune de Siselen, district de Cerlier ; elle y avait été importée par un vagabond français qui en était atteint. De là elle se propagea rapidement, mais isolément et sporadiquement, dans les districts d'Aarberg, Cerlier, Nidau, Bienne, Büren, Fraubrunnen, Wangen, Aarwangen, Berthoud et Trachselwald ; mais elle disparut promptement et sans avoir occasionné une grande mortalité. Pendant la seconde moitié de l'année, elle se manifesta, dans le voisinage de Berne, à Worblaufen, à la Papiermühle, au Wylerfeld, à l'Altenberg, et finit par pénétrer dans la capitale, où vers la fin de l'année elle avait envahi près de vingt maisons. Elle s'attaquait de préférence aux individus non-vaccinés. Comme la maladie faisait de rapides progrès et qu'elle éclatait presque simultanément sur plusieurs points, il fut impossible de la circonscrire par l'isolement ; on dut donc se borner à recommander la vaccination et la revaccination par des publications réitérées ; on signala les maisons où elle régnait par des écriteaux, et l'on établit, pour la ville de Berne, un hospice particulier destiné à recevoir les personnes qui en étaient atteintes.

2. Dyssenterie et fièvre nerveuse.

Ces deux maladies ont aussi atteint, cette année, un haut degré d'intensité et de malignité ; elles ont sévi, sous forme épidémique, dans plusieurs parties du canton surtout pendant l'automne. La dyssenterie a fait de nombreuses victimes dans les environs de Neuenegg, Chapelle-les-Dames et Mühleberg, tandis que la fièvre nerveuse a principalement sévi à Nidau, Douanne et Jens. Les rapports envoyés par les médecins à cette occasion ont été généralement satisfaisans pour ce qui concerne le mode de traitement ; les indigens ont obtenu des secours pour l'achat de médicamens et l'amélioration de leur nourriture.

Maladies contagieuses des animaux.

Cette année de même que les précédentes la morve n'a point épargné les chevaux de ce canton; grâce au silence des propriétaires de bétail malade, elle s'est propagée par contagion sur un assez vaste échelle, et l'on s'est vu dans la nécessité d'abattre un nombre assez considérable de chevaux. Pour éviter d'ultérieurs ravages, la commission de santé a jugé nécessaire de faire faire un voyage d'inspection dans le canton par un médecin vétérinaire, chargé de consacrer une attention plus spéciale aux districts de Seftigen, Thoune, Interlaken et Bas-Simmenthal, d'où l'on avait reçu le plus de dénonciations ; on a, en outre, distribué plusieurs exemplaires de l'ordonnance sur la morve, parmi les propriétaires de chevaux et les médecins vétérinaires, et l'on a rigoureusement fait observer les prescriptions de l'ordonnance sur la morve, du 6 décembre 1836.

Parmi les maladies contagieuses qui se déclarèrent dans certaines contrées du canton, sous forme sporadique en général, nous citerons encore la surlangue et la claudication à Ersigen, l'inflammation de la rate parmi le bétail à cornes à Delémont, le tac à Moutier et Mervelier, un cas de rage dans l'espèce canine à Walperswyl, et enfin la péripneumonie, importéc d'*Altkirch* parmi les bêtes à cornes de la partie française du canton.

On a strictement observé les dispositions des règlemens concernant ces maladies et mis la barre sur le bétail de provenance française.

ÉTABLISSEMENS DIVERS.

Établissement de vaccination.

Le rapport sur le service de l'établissement de vaccination dans le courant de 1843 offre des résultats intéressans relativement aux vaccinations opérées. Bien qu'une certaine portion du public nourrisse encore des préventions contre cette opération, il n'en est pas moins vrai que le public paraît ajouter beaucoup plus de foi aux résultats salutaires de la vaccine, ce à quoi n'ont pas peu contribué l'activité et le zèle déployés par quelques hommes de l'art pour la propagation de cette précieuse découverte.

En comparant les recrues appelées au service cette année, on a trouvé le résultat suivant, qui n'est nullement désavantageux : sur 2634 recrues, 1886 offraient des marques distinctes de vaccination, 148 n'avaient point été vaccinés, un seul portait des traces de petite vérole, ensorte que le nombre des individus vaccinés est à celui des non-vaccinés à peu près comme 13 est à 1. La même visite a constaté que la vaccination paraît généralement répandue dans les 5me 6mo et 7me arrondissemens militaires, et qu'elle est moins en usage dans les 1^{or}, 2mo, 3mo, 4mo et 8me arrondissemens.

Le nombre total des vaccinations annoncées en 1843 s'élève à 10,654, dont 5,755 opérées sur des indigens aux frais de l'Etat ; l'opération a réussi dans 10,571 vaccinations, et dans 83 revaccinations ; elle a manqué dans 84 vaccinations et 2 revaccinations. En général les tableaux de vaccination ont été dressés avec soin ; cependant plusieurs n'ont pas été envoyés, de sorte que le nombre des vaccinations réellement opérées est incontestablement supérieur au chiffre indiqué ci-dessus.

Le vaccin employé cette année a été tiré, à l'état primitif, de l'établissement de vaccination (Schutzimpfungsanstalt) de Berlin ; on s'en est servi avec un rare succès, et il n'a pas tardé à évincer le vaccin anglais, dont on faisait usage auparavant.

Afin d'amener, si possible, à la découverte du vaccin primitif dans le canton, le département de l'intérieur a adressé aux vétérinaires, propriétaires de bétail, bouviers et vachers une publication par laquelle il leur promettait une prime de 64 francs pour la découverte du vaccin, pourvu toutefois qu'ils en fissent la déclaration assez tôt pour qu'on put s'en servir avec succès. Le département a reçu des déclarations semblables de sept endroits différens : on trouva effectivement des pustules véritables remplies d'une matière lymphatique, mais on n'en obtint aucun résultat pour la vaccination, de sorte que personne ne reçut la prime de 64 francs affectée à cet effet ; cependant les déclarans furent récompensés de leurs peines.

Policlinique.

Cet établissement, aussi instructif pour les étudians en médecine, que bienfaisant pour la classe pauvre de la ville de Berne, a continué de rendre des services tout-à-fait satisfaisans ; ce qui paraît d'autant plus incontestable quand on sait quelles difficultés rencontre le traitement surtout en ce qui regarde la diète.

On y a traité 2013 patients, dont 1232 ont été guéris, 445 soulagés, et 206 traités sans succès.

Il y a eu 105 décès ; 25 malades ont été envoyés à l'hôpital. Sur ces 2013 patients, on comptait 1210 hommes, 803 femmes. Le nombre des ordonnances s'est élevé à 14,206 ; les dépenses ont ascendé à un chiffre total de 8102 fr.

Salles d'accouchement.

On a soigné dans les trois salles d'accouchement 497 personnes, savoir :

A. Dans la salle de l'Université :

127 femmes et 126 enfans.

B. Dans la salle de l'Ile :

66 femmes et 62 enfans.

C. Dans la salle de l'école des sages-femmes :

58 femmes et 58 enfans.

Parmi les femmes admises, se trouvaient 228 bernoises, 22 ressortisantes d'autres cantons, 2 étrangères, 126 femmes mariées, 25 filles. On a compté 240 accouchemens, pour lesquels il a fallu recourir 7 fois au forceps et 1 fois à l'inversion : les enfans, en venant au monde, présentaient ordinairement les différentes positions de la tête, du bassin, des pieds et de l'épaule.

Ces 240 accouchemens ont donné 243 enfans, dont 6 jumeaux, 119 enfans mâles et 124 filles. 15 sont mort-nés, 20 sont décédés. 7 enfans malades n'étaient pas complétement rétablis en sortant, 201 ont quitté l'établissement bien portans. Parmi les mères, il y a eu 4 décès; 7 d'entre elles ont été soumises à un autre traitement, 229 sont sorties de l'établissement bien portantes.

HOPITAUX CANTONAUX.

Le personnel chargé de l'administration de ces établissemens a subi les modifications suivantes. Après le décès de M. Stauffer, administrateur du fonds de dotation de l'Ile, qui eut lieu à la fin de 1842, cette administration fut provisoirement confiée au receveur de l'Ile M. Kœnig. M. le Dr Gross de Neuveville ayant donné sa démission des fonctions d'aide à l'Ile, a été remplacé provisoirement par M. Schneider, étudiant en médecine, et M. Kirchhofer, étudiant en médecine, a été nommé provisoirement, jusqu'au 1er janvier 1844, aide à l'hôpital extérieur en remplacement de M. le Dr Dietrich, qui avait résigné ces fonctions dans le courant de novembre. Dans sa dernière séance, la direction a encore eu à déplorer la perte d'un homme de l'art distingué, M. le Dr Lindt, médecin de l'Ile, qui a donné sa démission par suite de l'adoption du nouveau règlement.

Hôpital de l'Ile.

Depuis longtemps on sentait l'inconvénient qu'il y avait à loger des malades des deux sexes dans le même corridor et même dans des chambres contiguës, mais d'un autre côté aussi plusieurs obstacles semblaient s'opposer à une translation devenue indispensable. Cette question, ayant été maintes fois débattue par le collége de l'Ile aussi bien que par la direction, il fut enfin arrêté que la séparation des sexes aurait lieu, que le corridor supérieur, au second étage, serait assigné aux hommes, et le premier étage aux femmes; on n'excepta de cette mesure que les phthisiques des deux sexes, qui furent laissés au 1er étage à l'extrémité de l'aile droite. La translation des diverses sections s'effectua peu à peu au fur et à mesure que le permettait l'état des malades, et l'on profita de cette occasion pour restaurer quelques chambres; la translation fut complètement terminée au mois d'août.

Comme le nombre des malades tend sans cesse à s'augmenter, ainsi que le prouve l'accroissement annuel du chiffre des admissions; comme d'ailleurs la prospérité financière de l'établissement ne laisse rien à désirer, on s'est occupé de la création d'une nouvelle salle de malades; on utilisa à cet effet une chambre de l'étage supérieur, qui jusqu'à lors avait servi à serrer de la literie, et l'on appropria à cette dernière destination une portion du vaste grenier de l'hôpital, ce qui entraîna une dépense de 473 francs 92 rp. L'arrangement de cette nouvelle salle a coûté en tout 2267 fr. 83 rp. Les répations nécessitées dans quelques chambres par la séparation des sexes, ont absorbé, avec le blanchissage de l'allée du haut, 776 fr. 5 rap. Par suite de ces modifications, le nombre des lits, qui, en 1831, s'élevait déjà à 115, se trouve maintenant porté à 143.

Attendu qu'aux termes de la transaction du 26 juin 1841, la commune bourgeoise de Berne devait, dans l'année, payer

500,000 francs à l'Ile ou lui tenir compte des intérêts de
ce capital, le conseil bourgeois de Berne témoigna qu'il lui
serait agréable de rembourser une partie de cette somme dans
le courant de 1843, faveur qui lui fut accordée avec l'agré-
ment du département de l'intérieur; de sorte que dès, la fin
de décembre, un à-compte de 400,000 francs se trouvait payé
et placé en grande partie à la caisse des dépôts de la ville et à
la banque cantonale, grâce à l'obligence des administrations
de ces deux établissemens.

On a traité à l'Ile, dans le courant de 1843, 1439 patiens,
chiffre qui n'avait jamais été atteint jusqu'alors. Il en était
resté 125 depuis 1842; il en est entré 1314 nouveaux pendant l'année, et 128 se trouvaient encore dans l'établissement
au 1er janvier 1844. Le nombre des décès a été de 123. Parmi
les malades on compte 1223 bernois, 148 suisses d'autres
cantons, 68 étrangers.

Hôpital extérieur.

La direction actuelle, qui n'est que provisoire, n'a pas pu
songer aux importantes modifications que sont à la veille de
subir les trois hôpitaux de la capitale; aussi, tout en se bor-
nant au strict nécessaire, a-t-elle cru devoir recommander à
la sollicitude de la direction qui l'a remplacée l'achèvement
des travaux relatifs à la recherche d'une source; ces travaux,
déjà mentionnés dans le précédent compte-rendu et qui sont
de la plus haute importance pour l'établissement, ont été con-
tinués depuis avec le plus grand espoir de succès.

On s'est procuré pour l'hôpital extérieur l'appareil à ven-
touser de Junod, ainsi qu'on l'avait déjà fait en 1842 pour l'Ile.

Le compte de l'intendant ayant révélé un découvert dans
le fonds de dotation, ce fonctionnaire a été sommé de le
combler l'année suivante.

Dans le Curhaus, il a été traité 1,364 personnes, chiffre
qui n'avait jamais été atteint; sur ce nombre, 1,274 ont été
guéries, 8 sont mortes.

Au Pfründerhaus, on a traité 44 personnes, dont 10 sont mortes. (Elles appartenaient à la section des Incurables.)

A l'hospice des aliénés, il a été traité 82 individus, dont 11 sont sortis guéris et 4 sont morts.

Ce qui prouve à quel point le nombre des malades a augmenté pendant les dernières années, particulièrement au Curhaus, c'est la comparaison des listes d'admission des années 1836 à 1839 inclusivement, avec celles des 4 années suivantes : pendant les 4 premières années, le nombre des individus admis s'est élevé à 3,441, et pendant les 4 autres à 5,305, ce qui donne une augmentation moyenne de 466 patiens par année.

Observations communes aux deux hôpitaux.

On a envoyé dans les différens bains 276 personnes, ce qui a occasionné une dépense de 10,721 fr. 97 rap.

Il a été distribué 299 fr. 45 rap. pour frais de route, 227 paires de souliers, 2 paires de bas, 34 chemises; la société des dames a reçu les 500 francs d'usage. Il a été fourni à des indigens du canton 557 bandages, pessaires, etc.

Les deux établissemens ont continué de recevoir des dons considérables de personnes bienfaisantes. Les héritiers de M. Tscharner, de Romainmotier, ont fait à l'Ile une donation de 1,500 francs, particulièrement affectée aux individus de la section chirurgicale; le même hôpital a reçu un don de 2,300 francs des héritiers de M. Edouard de Sinner, d'Avenches.

Les nouvelles autorités, nommées en vertu de la transaction du 26 juin 1841 sur les affaires de la dotation, sont entrées en exercice le 1er janvier 1844. Le gouvernement a élu, le 25 septembre, l'administration, dont la nomination lui est attribuée par l'art. 4, lit. a, de ladite transaction. Cette administration a été composée ainsi qu'il suit :

M. le conseiller Steinhauer, président;
» le landammann Blœsch, vice-président;
» le député Rœthlisberger-Anderegg :

M. Neukomm, directeur des maisons de force et de cor-
  rection ;
» Straub, président du tribunal de Seftigen ;
» d'Erlach, d'Hindelbank ;
» Schafter, pasteur français, à Berne ;
» Regez, préfet du Bas-Simmenthal;
» Fischer, de Reichenbach ;
» le docteur Dürr, à Berthoud ;
» le député Kernen, juge d'appel;
» le lieutenant-colonel Jean Knechtenhofer, à Thoune.

M. le député d'Erlach d'Hindelbank, qui se trouvait dans
le cas prévu par l'art. 27, lit. f du nouveau règlement orga-
nique, ayant refusé sa nomination, on l'a remplacé par M. le
professeur Jean Schnell à Berthoud.

Salles de malades dans les districts.

Les rapports relatifs aux salles de malades dans les districts
ont, en somme, été satisfaisans. 335 malades, dont 291 Bernois, 24 Suisses et 20 étrangers, ont reçu les secours de l'art
dans les huit salles de malades de Bienne, Langenthal, Su-
miswald, Langnau, Reichenbach, Erlenbach, Zweisimmen
et Interlaken.

Réparti entre 44 lits, ce chiffre ne donne pas tout-à-fait 8
malades par lit. Sur ces 335 patients, 242 ont été guéris,
24 soulagés, 12 renvoyés non-guéris, 24 sont décédés, 33
restaient dans les différens établissemens au 1er janvier 1844.

Le nombre total des jours de traitement a été de 9859, de
sorte qu'on peut compter en moyenne 29 jours de traitement
par malade, chiffre qui se répartit d'une manière fort inégale
entre les divers établissemens. Les frais de toutes les salles de
district, moins celle de Zweisimmen, dont on a pas encore envoyé de compte, ascendent à 11,103 fr. 28 $\frac{1}{2}$ rap.

Dans l'hôpital bourgeois de Porrentruy, on a reçu 116 malades des trois districts catholiques du Jura ; 70 ont été guéris,
20 soulagés et 2 renvoyés comme incurables. Il y a eu 12 dé-

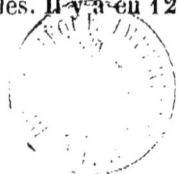

PHARMACIE DE L'ÉTAT.

DOIT. **BILAN.** **AVOIR.**

	Fr.	Rap.				Fr.	Rap.
A la caisse de l'État, au 1er janvier 1843 :			Par débiteurs divers, montant des fournitures			21163	20
1° Restant de son avance de fonds pour frais d'organisation	6090	» »	Par caisse de l'État, paiement à compte du fonds d'organisation :				
2° Restant de son avance de fonds pour marchandises	4243	59	1° 5 °/₀ du capital primitif . . . . Fr. 435				
Dépenses en 1843	13106	71	2° Paiement sur le bénéfice . . . . » 2090			2525	» »
A la caisse de l'État, sur le produit de l'établissement en 1843 :							
	Fr. Rap. Fr. Rap.		Par caisse de l'État, paiement sur le restant du capital d'approvision-				
1° Intérêt à 4 °/₀ des 6,090 fr. restant dûs sur le fonds d'organisation 243 60			nement, s'élevant à fr. 4243 59			243	59
2° Intérêt à 4 °/₀ des 4,243 fr. 53 rap. restant dûs sur le fonds de marchandises 169 74			Par compte nouveau : restant du capital d'approvisionnement au 1er janvier 1844			4000	» »
3° Loyer de la pharmacie pour 1843 . . . . 400 » »			Par compte nouveau : restant du capital d'organisation au 1er janvier 1844			3565	» »
4° Bonification de déchet en raison du 5 °/₀ du fonds d'organisation primitif de fr. 8700 . . . . 435 » »							
	1248 34						
5° Sur le fonds de marchandises s'élevant à fr. 4243 59 rap., il est rentré 243 59							
6° Sur le fonds d'organisation de fr. 6090 il est rentré 2090 59							
Aux différens établissemens, 10 °/₀ de leur compte . 2088 20							
A la policlinique, suivant ordre du département de l'intérieur 2386 36							
Bénéfice 6808 15							
	8036	49					
	31496	79				31496	79
A compte vieux : restant du capital d'approvisionnement au 1er janvier 1844	4000	» »					
» » » restant du capital d'organisation au 1er janvier 1844 .	3565	» »					

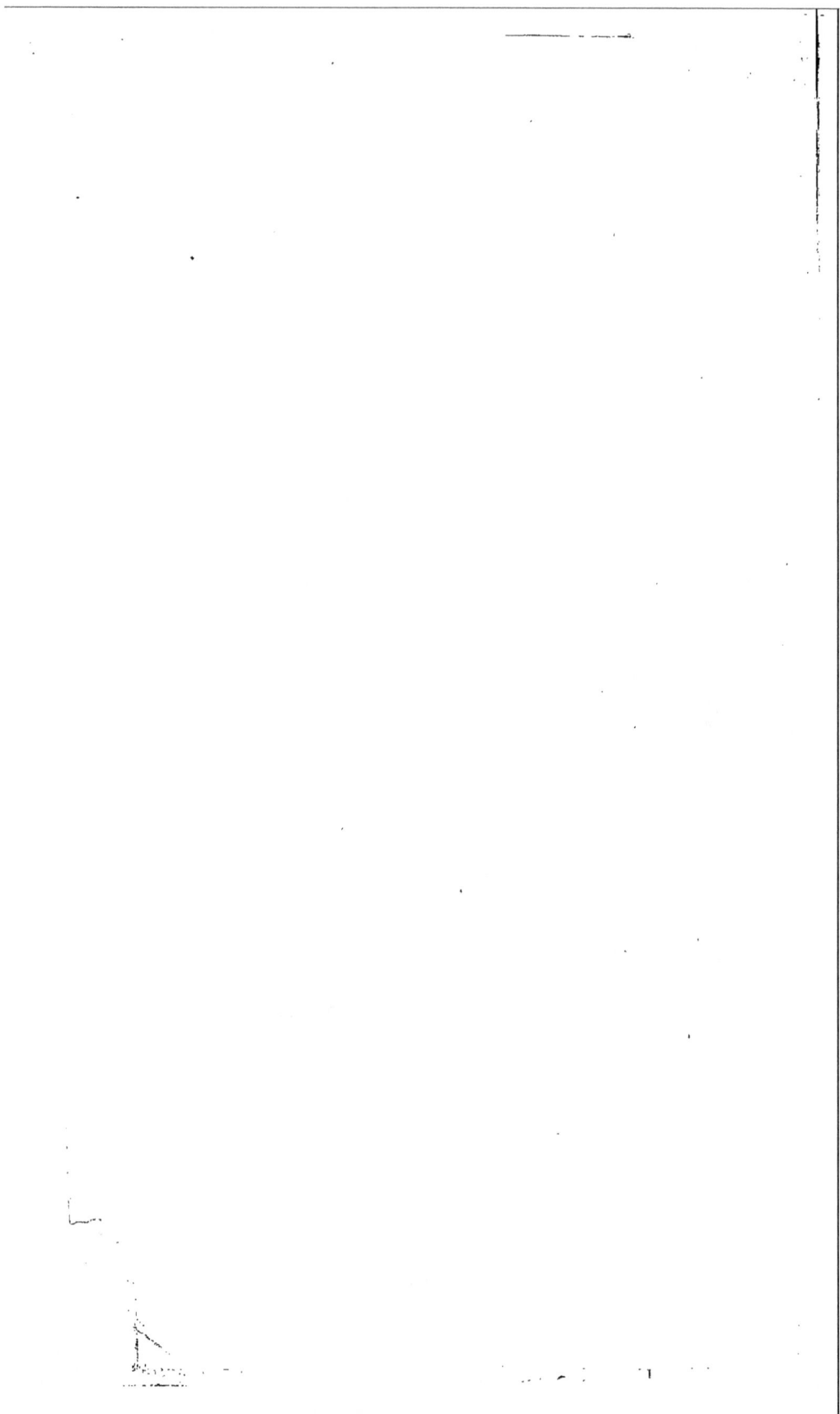

cès, 4503 jours de traitement et 4551 francs de dépenses.

Pharmacie de l'Etat.

Aucun obstacle n'est venu troubler la marche des affaires dans le courant de 1843. Le personnel est resté le même, à l'exception du domestique, qui a été remplacé.

Une expérience de plusieurs années ayant mis hors de doute les grands avantages de la pharmacie de l'état même sous le point de vue financier, il a été décidé qu'on s'écarterait du tarif en usage dans les pharmacies de la ville, et que l'on cesserait de faire figurer les remises dans les comptes; en revanche on a adopté la taxe des médicamens de Christ Martius, pharmacien à Erlangen, comme base du nouveau tarif.

Au surplus, nous renvoyons au bilan inséré dans le tableau.

www.ingramcontent.com/pod-product-compliance
Lightning Source LLC
Chambersburg PA
CBHW070149200326
41520CB00018B/5352